Letícia Nunes Carreras Del Castillo Mathias
Roger Abramino Levy
Liszt P de Oliveira

Adaptação cultural e validação do Nonarthritic Hip Score para o Brasil

AF154066

Letícia Nunes Carreras Del Castillo Mathias
Roger Abramino Levy
Liszt P de Oliveira

Adaptação cultural e validação do Nonarthritic Hip Score para o Brasil

NAHS-Brasil

Novas Edições Acadêmicas

Impressum / Impressão
Bibliografische Information der Deutschen Nationalbibliothek: Die Deutsche Nationalbibliothek verzeichnet diese Publikation in der Deutschen Nationalbibliografie; detaillierte bibliografische Daten sind im Internet über http://dnb.d-nb.de abrufbar.

Informação biográfica publicada por Deutsche Nationalbibliothek: Nationalbibliothek numera essa publicação em Deutsche Nationalbibliografie; dados biográficos detalhados estão disponíveis na Internet: http://dnb.d-nb.de.

Coverbild / Imagem da capa: www.ingimage.com

Verlag / Editora:
Novas Edições Acadêmicas
ist ein Imprint der / é uma marca de
OmniScriptum GmbH & Co. KG
Heinrich-Böcking-Str. 6-8, 66121 Saarbrücken, Deutschland / Niemcy
Email / Correio eletrônico: info@nea-edicoes.com

Herstellung: siehe letzte Seite /
Publicado: veja a última página
ISBN: 978-3-639-75877-1

DEDICATÓRIA

Dedico este trabalho a meus pais Luiz Augusto e Maria Isabel, a quem devo tudo que alcancei na minha trajetória de vida.

AGRADECIMENTOS

Agradeço a Deus por ter me dado tranqüilidade e sabedoria.

Agradeço ao meu namorado Felipe Mathias, pela compreensão e apoio em todos os momentos.

Agradeço aos meus amigos Gerson Lamenza, Verônica Freitas, Renata Aloise e Flávia Bernardes por terem me motivado a seguir cada passo da minha pesquisa.

Agradeço aos alunos de iniciação científica, Rafaela Costa e Bernardo Muniz pela cooperação durante o trabalho de campo.

Agradeço aos pacientes que participaram das diversas etapas do estudo.

Agradeço ao meu orientador, Profº. Roger Levy pelo incentivo e exemplo e ao meu co-orientador, Profº. Liszt Palmeira, que me acompanhou em cada passo da minha pesquisa, dedicando seu tempo.

Agradeço a todas as outras pessoas, não menos importantes que de forma direta ou indireta ajudaram na realização deste trabalho.

EPÍGRAFE

A persistência é o caminho do êxito.

Charles Chaplin

RESUMO

DEL CASTILLO, Letícia Nunes Carreras. *Tradução, adaptação cultural e validação do Nonarthritic Hip Score para o Brasil*. 2011. 70f. Dissertação (Mestrado em Ciências Médicas) – Faculdade de Ciências Médicas, Universidade do Estado do Rio de Janeiro, Rio de Janeiro, 2011.

A avaliação da qualidade de vida tem sido cada vez mais utilizada pelos profissionais da área de saúde para mensurar o impacto de doenças na vida dos pacientes, bem como para avaliar os resultados dos tratamentos realizados. O crescente interesse por protocolos de pesquisa clínica em doenças não degenerativas do quadril tem encontrado muitos obstáculos na avaliação objetiva de seus resultados, principalmente nos estudos de observação de novas intervenções terapêuticas, como a artroscopia. O *Nonarthritic Hip Score* (NAHS) é um instrumento de avaliação clínica, desenvolvido originalmente em inglês, cujo objetivo é avaliar a função da articulação do quadril em pacientes jovens e fisicamente ativos. O objetivo desse estudo foi traduzir esse instrumento para a língua portuguesa, adaptá-lo para a cultura brasileira e validá-lo para que possa ser utilizado na avaliação de qualidade de vida de pacientes brasileiros com dor no quadril, sem doença degenerativa. A metodologia utilizada é a sugerida por Guillemin et al. (1993) e revisado por Beaton et al. (2000), que propuseram um conjunto de instruções padronizadas para adaptação cultural de instrumentos de qualidade de vida, incluindo cinco etapas: tradução, tradução de volta, revisão pelo comitê, pré-teste e teste, com reavaliação dos pesos dos escores, se relevante. A versão de consenso foi aplicada em 30 indivíduos. As questões sobre atividades esportivas e tarefas domésticas foram modificadas, para melhor adaptação à cultura brasileira. A versão brasileira do *Nonarthritic Hip Score* (NAHS-Brasil) foi respondida por 64 pacientes com dor no quadril, a fim de avaliar as propriedades de medida do instrumento: reprodutibilidade, consistência interna e validade. A reprodutibilidade foi 0,9,

4

mostrando uma forte correlação; a consistência interna mostrou correlação entre 0,8 e 0,9, considerada boa e excelente; a validade foi considerada respectivamente boa e excelente; a correlação entre NAHS-Brasil e WOMAC foi 0,9; e a correlação entre o NAHS-Brasil e Questionário Algofuncional de Lequesne foi 0,79. O *Nonarthritic Hip Score* foi traduzido para a língua portuguesa e adaptado à cultura brasileira, de acordo com o conjunto de instruções padronizadas para adaptação cultural de instrumentos de qualidade de vida. Sua reprodutibilidade, consistência interna e validade foram também demonstradas.

Palavras-chave: Adaptação Transcultural. Validação. NAHS.

ABSTRACT

The assessment of quality of life has been increasingly used by health professionals to measure the consequences of disease on patients' lives and evaluate the results of treatments. The growing interest in clinical research protocols of non-arthritic hip diseases has found many difficulties in dealing with the objective assessment of its results, especially in observational studies of new therapeutic interventions such as arthroscopy. The Nonarthritic Hip Score (NAHS) is a clinical assessment tool, originally developed in English to evaluate the function of the hip joint in young and physically active patients. The aim of this study was to translate this instrument into Portuguese, adapt it to the Brazilian culture and validate it, in order to evaluate quality of life of Brazilian patients with hip pain without osteoarthritis. The methodology used is suggested by Guillemin et al., (1993) and reviewed by Beaton et al., (2000), who proposed a set of standardized instructions for cultural adaptation of instruments for quality of life, including five steps: translation, back translation, review by committee, pre-test and test with a reassessment of the weights of scores, if relevant. The consensus version was administered to 30 individuals. Questions about sports and household chores were modified to better adapt to the Brazilian culture. The Brazilian version of Nonarthritic Hip Score (NAHS-Brasil) was answered by 64 patients with hip pain to evaluate the measurement properties of the instrument: reproducibility, internal consistency and validity. Reproducibility was 0.9, showing a strong correlation; the internal consistency showed a correlation between 0,8 and 0,9, considered good and excellent; the validity was considered good and excellent respectively; the correlation between NAHS-Brasil and WOMAC was 0,9, and the correlation between NAHS-Brasil and Lequesne Algofunctional Index was 0.79. The Nonarthritic Hip Score was translated into Portuguese and adapted to Brazilian culture, according to the instruction set of standardized instruments for cultural adaptation of quality of life. Its reliability, internal consistency and validity have also been demonstrated.

Keywords: Cross-cultural Adaptation. Validation. NAHS.

LISTA DE ILUSTRAÇÃO

LISTA DE TABELAS

LISTA DE ABREVIATURAS

HHS –   Harris Hip Score

MD & Postel –   Merle D' Aubigne and Postel

NAHS –   Nonarthritic Hip Score

NAHS-Brasil –   Versão brasileira do Nonarthritic Hip Score

WOMAC –   Western Ontario and McMaster Universities

SUMÁRIO

INTRODUÇÃO

Durante as últimas décadas, a mensuração da qualidade de vida surgiu como um importante atributo objetivo para avaliação clínica e tratamento dos pacientes (Guyatt et al., 1989; Deyo, 1991; Wilkin et al., 1992; Faden & Leplège, 1992). Quando mensurada, a qualidade de vida pode ser utilizada como parâmetro de distinção entre diferentes pacientes ou grupos de pacientes (Bonney et al., 1978; Farmer et al., 1992), e, para fazer uma avaliação do prognóstico da evolução do paciente (McClellan et al., 1991; Ganz et al., 1991; Gill et al., 1994; Martin, 2005).

O *D'Aubigne and Postel Hip Score* é o mais utilizado nas avaliações de pacientes com dor no quadril na Europa, enquanto os Estados Unidos utilizam mais o *Harris Hip Score*. Esses instrumentos foram desenvolvidos focando as necessidades de pacientes com doença articular degenerativa no quadril. O crescente interesse por estudos clínicos em doenças não degenerativas do quadril tem encontrado muitos obstáculos na avaliação mais precisa de seus resultados, principalmente nos estudos de observação de novas intervenções terapêuticas, como a artroscopia (Christensen et al., 2003).

Um dos pioneiros da artroscopia nos Estados Unidos, Joseph McCarthy, desenvolveu um instrumento de avaliação de qualidade de vida com o objetivo de melhorar a avaliação de procedimentos nas doenças não degenerativas do quadril. O *Nonarthritic Hip Score* (NAHS) foi publicado em 2003 como um novo instrumento concebido especificamente para doenças não degenerativas do quadril.

Este trabalho tem como objetivo realizar a tradução, a adaptação cultural e a validação do questionário de qualidade de vida *Nonarthritic Hip Score* para a língua portuguesa falada no Brasil.

13

A metodologia utilizada foi a sugerida por Guillemin et al. (1993), revisada por Beaton et al. (2000), que propuseram um conjunto de instruções padronizadas para a adaptação cultural de instrumentos de qualidade de vida, incluindo cinco etapas: tradução, tradução de volta, revisão pelo comitê, pré-teste e teste, com reavaliação dos pesos dos escores, se relevante.

1 INSTRUMENTOS DE AVALIAÇÃO

1.1 Instrumentos de avaliação do quadril

Durante a última metade do século passado muitos instrumentos de avaliação de qualidade de vida foram desenvolvidos para avaliar pacientes com dor no quadril causada por doença articular degenerativa, e mensurar a melhora obtida após tratamentos cirúrgicos tal como a artroplastia (Christensen et al., 2003).

A etiologia da dor no quadril pode ter diferentes causas. Nos pacientes idosos a causa mais comum de dor no quadril é a doença articular degenerativa e geralmente acarreta grande limitação e incapacidade funcional, levando o paciente a diminuir de forma significativa seu nível de atividade física. Nos pacientes jovens e fisicamente ativos, a dor no quadril pode ser causada por alterações estruturais que inicialmente não são degenerativas, como lesão do lábio acetabular, impacto femoroacetabular, frouxidão e instabilidade capsular, lesão condral, osteocondrite, lesão do ligamento redondo, ressalto intra e extra-articular e tendinite do iliopsoas, que podem causar sintomas mecânicos e contribuir para a instabilidade do quadril (Philippon, 2006).

Os métodos de avaliação clínica pré e pós-operatórios usualmente empregados nas doenças do quadril são *Western Ontario and McMasters Universities Osteoarthritis Index* – WOMAC (Bellamy et al., 1988), *Merle D'Aubigne and Postel Hip Score* (D'Aubigne & Postel, 1954), *American Academy of Orthopedic Surgeons Lower Limb Questionnaire* (Hunsaker et al., 2002), *Hip Disability and Osteoarthritic Outcome Score* (Nilsdotter et al., 2003), *McMaster-Toronto Arthritis Patient Preference Disability Questionnaire*

(Tugwell et al., 1987), *Patient Specific Index* (Wright & Young, 1997), *Harris Hip Score (Harris, 1969), Lequesne Algofuncional Index* (Lequesne et al., 1987), voltados para pacientes portadores de doença articular degenerativa grave que apresentam significativa limitação da capacidade física. À medida que as indicações de tratamentos foram se expandindo e indivíduos com maior atividade física passaram a constituir uma parcela significativa da população de pacientes submetidos à cirurgia do quadril, novos instrumentos específicos de avaliação clínica foram criados com o objetivo de melhorar a capacidade de discriminação dos resultados. Um instrumento de avaliação objetiva adequado a esses pacientes se faz necessário. Existem questionários especialmente desenvolvidos com o objetivo de discriminar a capacidade funcional de pacientes com atividades físicas de alta demanda, como o *Lower Extremity Functional Scale – LEFS* (Binkley et al., 1999) o *Modified Harris Hip Score* (Byrd & Jones, 2000), o *Nonarthritic Hip Score* (Christensen et al., 2003) e o *Hip Outcome Score* (Martin et al., 2006; Martin et al., 2007; Martin et al., 2008).

O *Nonarthritic Hip Score* é um questionário simples, auto-administrável, relativo à dor no quadril de pacientes jovens e fisicamente ativos. O questionário consta de vinte questões, sendo cinco referentes à dor, quatro aos sintomas mecânicos, cinco à função e seis ao nível de atividade.

Assim sendo, os avanços tecnológicos e científicos relativos às doenças do quadril em pacientes jovens e fisicamente ativos tornam necessária a utilização de um instrumento traduzido e adaptado culturalmente para a língua portuguesa do Brasil, que avalie a qualidade de vida desse grupo específico de pacientes, proporcionando melhor conhecimento do estado da doença e melhor avaliação dos resultados das intervenções realizadas.

1.2 Qualidade de vida

A avaliação da qualidade de vida tem sido cada vez mais utilizada na área de saúde, principalmente depois que suas propriedades de medida foram comprovadas como um parâmetro válido, reprodutível. Assim, a mensuração do impacto da doença na qualidade de vida do paciente torna-se uma ferramenta cada vez mais importante (Ciconelli, 2003).

Os profissionais da área da saúde reconhecem a importância da avaliação da qualidade de vida para informar a evolução do paciente e a decisão quanto ao tratamento mais indicado (Guyatt et al., 1993).

A Organização Mundial de Saúde (OMS), em 1952, reformulou o conceito de saúde, como não somente a ausência da uma doença, mas também a presença de um bem-estar físico, mental e social. Esses fatos contribuíram para que um dos paradigmas da medicina fosse o de minimizar os danos causados pelas doenças e promover uma melhor condição de saúde (Ciconelli, 2003).

Segundo Ciconelli (2003), a avaliação da qualidade de vida tem como base a percepção do indivíduo sobre seu estado de saúde, a qual também é influenciada pelo contexto cultural em que ele está inserido. A avaliação da saúde engloba aspectos gerais da vida e do bem-estar do indivíduo; portanto experiências subjetivas contribuem de forma importante como um parâmetro de avaliação dos próprios indivíduos.

1.3 Instrumentos utilizados na avaliação da qualidade de vida

Os instrumentos podem ser representados por uma variada gama de indagações, partindo-se de uma única pergunta (por exemplo: "como está sua qualidade de vida?"), até questionários mais sofisticados, onde as questões são agrupadas em domínios ou dimensões, de acordo com o seu significado na situação ou doença avaliada (Guyatt et al., 1993).

Os instrumentos podem ser: a) discriminativos, medindo e diferenciando pessoas que têm melhor ou pior qualidade de vida; b) de avaliação, medindo a magnitude de uma mudança na qualidade de vida de uma pessoa ou de uma população; c) preditivos, que são instrumentos capazes de detectar a possibilidade de um indivíduo desenvolver determinada condição. Podem ser administrados aos pacientes por meio de entrevista simples, telefonemas, podem ser auto-administrados e administrados por correio eletrônico.

1.4 Tipos de instrumentos utilizados na avaliação da qualidade de vida

Instrumentos utilizados na avaliação da qualidade de vida podem ser divididos em dois grupos principais: genéricos e específicos (Guyatt et al., 1993).

1.4.1 Instrumentos genéricos

Esses instrumentos podem avaliar o paciente de forma mais ampla, e podem fazer comparações entre populações que apresentam condições clínicas distintas, detectando diferentes aspectos de diversas intervenções em saúde. Os instrumentos genéricos podem ser subdivididos em duas categorias: instrumentos que avaliam o perfil de saúde e instrumentos que avaliam medidas de benefício. Os instrumentos que avaliam o perfil de saúde captam aspectos importantes referentes à qualidade de vida relacionada à saúde do paciente. Têm como principais vantagens o fato de que podem ser usados em diversas situações e em qualquer população. No entanto, podem não apresentar sensibilidade para detectar uma mudança após uma intervenção, em uma condição específica de baixa reprodutibilidade. As medidas de benefício refletem a preferência dos pacientes por um determinado processo de tratamento ou por um determinado estado de saúde, de acordo com uma escala que varia de 0 (morte) a 1 (saúde perfeita). A medida de benefício reflete tanto o estado de saúde em si, quanto o valor dado pelo paciente ao seu estado de saúde. Essas medidas avaliam a melhora ou a piora do paciente; no entanto, não são capazes de determinar em que domínio essa mudança ocorreu (Guyatt et al., 1993).

1.4.2 Instrumentos específicos

São instrumentos que avaliam aspectos do estado de saúde, específicos para uma determinada situação. Podem ser específicos para uma doença, para uma população, para uma função, ou para uma condição. Apresentam grande capacidade de alteração frente a uma

19

determinada intervenção, sendo esta uma de suas principais características, o que faz com que estes instrumentos sejam os mais utilizados, na atualidade, em ensaios clínicos que avaliam uma determinada terapêutica. Contudo, não conseguem medir, de forma global, determinados aspectos da qualidade de vida (Guyatt et al., 1993).

A literatura descreve dois tipos de instrumentos específicos: aqueles para determinada extremidade ou articulação e os específicos para doenças. Os específicos para extremidade oferecem uma alternativa prática, já que podem ser usados num contexto de várias enfermidades. Entretanto, o instrumento deve adequar suas propriedades psicométricas (confiabilidade, validade, responsividade) em todos os grupos de pacientes em que é aplicado. Como exemplos, existem o *Short Musculoskeletal Functional Assessment* (SMFA) (Martin et al., 1996), desenvolvido para avaliar qualquer desordem músculo-esquelética da extremidade superior ou inferior, e o *Disability of the Arm, Shoulder and Hand Questionnaire* (DASH) (Beaton et al., 2001), para avaliação do membro superior. A maior vantagem desse tipo de medida é a habilidade de detectar mudanças específicas de determinadas doenças quando estas ocorrem. Os questionários *Western Ontario Rotator Cuff Index* (Kirkley et al., 2003) e *Western Ontario Shoulder Instability Research Group* (Kirkley et al., 1998), são exemplos de instrumentos específicos. Os mesmos abordam o impacto de certas atividades ou posições específicas nas desordens do manguito rotador e nas instabilidades de ombro, respectivamente (Lopes e col., 2007).

1.5 Propriedades dos instrumentos de avaliação

Existem três propriedades que um instrumento deve possuir para que seja considerado confiável, são elas: reprodutibilidade, validade e sensibilidade a uma alteração (Guyattt et al., 1993).

A reprodutibilidade significa que a mensuração deve apresentar valores similares em condições constantes, mesmo após muitas repetições, ou seja, deve produzir resultados iguais ou muito semelhantes, em duas ou mais administrações para o mesmo paciente, considerando que seu estado clínico não tenha sido alterado (Testa & Simonson, 1996).

A validade de um instrumento é a propriedade que avalia se o foco do questionário está sendo respeitado, ou seja, se as questões dizem respeito ao objetivo mencionado na avaliação (Testa & Simonson, 1996).

A sensibilidade se refere à habilidade da avaliação em refletir as verdadeiras mudanças ou diferenças na qualidade de vida do paciente (Testa & Simonson, 1996).

2 TRADUÇÃO E ADAPTAÇÃO CULTURAL DE QUESTIONÁRIOS

Com poucas exceções, os instrumentos de avaliação de qualidade de vida têm sido desenvolvidos em países de língua inglesa, o que dificulta o seu uso em países de línguas diferentes. Mesmo entre países que falem a mesma língua, características individuais e culturalmente distintas fazem com que um instrumento de avaliação necessite de adaptações para torná-lo adequado ao contexto cultural da população alvo (Guillemin et al., 1993).

Guillemin et al., (1993), revisado por Beaton et al., (2000), propuseram um conjunto de instruções padronizadas para adaptação cultural de instrumentos de qualidade de vida, incluindo cinco etapas: tradução, tradução de volta, revisão pelo comitê, pré-teste e teste, com reavaliação dos pesos dos escores, se relevante.

A tradução do instrumento em inglês para a língua portuguesa deve ser realizada por dois tradutores independentes, conhecedores da língua materna do questionário e cientes do objetivo do trabalho. Após avaliar as duas traduções (T1 e T2) e compará-las com o instrumento original, ambas devem ser sintetizadas em tradução 12 (T12).

Na etapa seguinte, a tradução de volta é realizada por dois tradutores independentes, de preferência nativos da língua inglesa, que ao contrário dos primeiros, não devem ter conhecimento do objetivo da tradução. A partir de T12 em português devem ser produzidas duas traduções de volta para a língua inglesa (TV1 e TV2). TV1 e TV2 devem ser comparadas com o instrumento original e sintetizadas em tradução de volta 12 (TV12).

Um comitê formado por uma equipe multidisciplinar se reúne para analisar as divergências entre o instrumento original e as traduções e, então, produzir a versão brasileira 1.

Durante a tradução dos instrumentos, alguns aspectos devem ser avaliados:

A equivalência semântica baseia-se na avaliação da equivalência gramatical e do vocabulário. Muitas palavras de uma determinada língua podem não ter tradução adequada para outra língua, ou mesmo tempo verbal que são utilizados em alguns idiomas e em outros, não.

A equivalência idiomática, ou seja, a tradução de certas expressões idiomáticas é muito difícil. Certas expressões em inglês, quando são traduzidas para a língua portuguesa, perdem completamente o sentido, ou podem ser entendidas com sentido diferente ao da língua materna.

Para uma boa tradução, a equivalência cultural é importante para que os termos utilizados sejam coerentes com a experiência de vida da população à qual se destina, dentro de seu contexto cultural. No caso de um termo ou situação se encontrarem fora do contexto ou da vivência da população em questão, devem ser trocados.

Alguns itens utilizados na avaliação da qualidade de vida podem apresentar equivalência semântica, porém não apresentar equivalência conceitual. Neste caso, os termos com divergência na equivalência conceitual devem ser substituídos pelos termos mais adequados existentes na língua para a qual a tradução está sendo feita.

Após o processo de tradução e adaptação cultural o instrumento deve ter suas propriedades de medida, ou seja, reprodutibilidade, validade e sensibilidade às alterações testadas. A versão brasileira 1 foi aplicada em uma amostra de indivíduos (pré-teste). As questões que não forem bem entendidas por mais de 15% dos indivíduos devem ser reavaliadas quantas vezes forem necessárias, até que ela se apresente com bom entendimento e boa aplicabilidade.

Por fim, devem ser avaliados e, se necessário, adaptados os pesos dos escores dos itens e escalas que se apresentam no instrumento.

3 IDENTIFICAÇÃO E SELEÇÃO DO INSTRUMENTO

Christensen et al., (2003) iniciaram um estudo no Centro Médico Nacional Naval de Bethesda, com o objetivo de instituir um instrumento de qualidade de vida que melhorasse a avaliação de procedimentos nas doenças não degenerativas do quadril, e, em 2003, esses mesmos autores apresentaram o *Nonarthritic Hip Score*, um novo instrumento concebido como um questionário específico para doenças não degenerativas do quadril.

Nesse estudo foram entrevistados inicialmente 48 pacientes com dor intra-acetabular e radiografias normais. Foram identificados 20 itens (queixas ou sintomas) relacionados à doença, agrupados em quatro dimensões ou domínios. As dimensões eram dor, função, sintomas mecânicos e atividade física.

Para validar o instrumento foi realizado um teste piloto, com a aplicação do questionário em pacientes de vários níveis de educação, bem como em profissionais de saúde. As questões e as respostas foram discutidas com os participantes para assegurar que todas as questões estavam esclarecidas. A validade de construção foi analisada através da correlação de cada domínio do *Nonarthritic Hip Score*, com outros índices já utilizados anteriormente em estudos envolvendo pacientes com doença articular degenerativa. A validade foi avaliada comparando-se o novo questionário com o padrão ouro. Nesse estudo, a validação foi feita com 48 pacientes, usando o coeficiente de correlação de Pearson e comparando o *Nonarthritic Hip Score, Harris Hip Score e Short Form-12*, respectivamente. Dos 48 pacientes convidados a participar do estudo completando os três questionários para validação do *Nonarthritic Hip Score*, 48 completaram o *Nonarthritic Hip Score* com sucesso, 46 completaram o *Harris Hip Score* e 43 completaram o *Short Form-12* (Christensen e al., 2003).

O *Nonarthritic Hip Score* foi concebido, a princípio, para ser um questionário auto-administrável. O questionário possui vinte questões, cada uma com as mesmas cinco opções de resposta. Cada resposta corresponde a um valor específico e esses valores são somados no final da avaliação e multiplicados por 1,25, resultando no valor final. O valor máximo é 100, indicando função normal do quadril. O questionário ficou dividido em quatro domínios: dor, sintomas mecânicos, função e atividade física. As 10 questões referentes à dor e função foram retiradas na íntegra do WOMAC. As quatro questões que foram adicionadas referindo-se a sintomas mecânicos foram desenvolvidas a partir dos relatos dos pacientes com lesão labial. As seis questões referentes à atividade física mensuram o nível de atividade dos pacientes antes e após o tratamento.

Desde que foi criado, em 2003, o *Nonarthritic Hip Score* tem sido utilizado como instrumento de avaliação de pacientes jovens e fisicamente ativos com dor no quadril tratados por artroscopia (Brunner et al., 2011; Laude et al, 2009; Horisberger et al, 2010; Haviv et al, 2011; Horisberger et al, 2010; Brunner et al, 2009; Stähelin et al, 2008; Konan et al, 2011; Singh et al, 2010).

Tjssen et al. (2011) e Lodhia et al. (2011) fizeram revisões sistemáticas, investigando quais instrumentos estão validados para avaliação de pacientes com lesões não degenerativas do quadril pré e pós-operatório, e recomendaram a utilização do NAHS.

4 HIPÓTESE

Sendo o *Nonarthritic Hip Score* um questionário específico para dor no quadril em pacientes jovens e fisicamente ativos, com doenças não degenerativas do quadril, já validado e testado nas populações que utilizam a língua inglesa, utilizando a metodologia tradicional e aceita internacionalmente, a nossa hipótese é que sua tradução, adaptação cultural e validação para a língua portuguesa, sejam viáveis para a realidade de nosso País.

5 JUSTIFICATIVA

O crescente interesse em estudos clínicos em doenças não degenerativas do quadril tem encontrado muitos obstáculos na avaliação mais precisa de seus resultados, principalmente nos estudos de observação de novas intervenções terapêuticas, como a artroscopia.

Os métodos de avaliação clínica pré e pós-operatórios usualmente empregados nas doenças do quadril são *Western Ontario and McMasters Universities Osteoarthritis Index* – WOMAC (Bellamy et al., 1988), *Merle D'Aubigne and Postel Hip Score* (D'Aubigne & Postel, 1954), *American Academy of Orthopedic Surgeons Lower Limb Questionnaire* (Hunsaker et al., 2002), *Hip Disability and Osteoarthritic Outcome Score* (Nilsdotter et al.,2003), *McMaster-Toronto Arthritis Patient Preference Disability Questionnaire* (Tugwell et al., 1987), *Patient Specific Index* (Wright & Young, 1997), *Harris Hip Score* (Harris, 1969), *Lequesne Algofuncional Index* (Lequesne et al., 1987), voltados para pacientes portadores de doença articular degenerativa grave, que apresentam significativa limitação da capacidade física.

O *Nonarthritic Hip Score* é um questionário simples, auto-administrável, relativo à dor no quadril de pacientes jovens e fisicamente ativos. O questionário consta de vinte questões, sendo cinco referentes à dor, quatro aos sintomas mecânicos, cinco à função e seis à atividade física.

Assim sendo, os avanços tecnológicos e científicos relativos às doenças do quadril no paciente jovem e fisicamente ativo, e o crescente número de artroscopias de quadril realizadas no Brasil, tornam necessária a utilização de um instrumento traduzido e adaptado culturalmente para a língua portuguesa, capaz de avaliar a qualidade de vida desse grupo específico de pacientes, a fim de proporcionar melhor conhecimento do estado da doença e melhor avaliação dos resultados das intervenções realizadas.

6 OBJETIVOS

Esse trabalho tem como objetivos realizar a tradução, adaptação cultural e validação do questionário de qualidade de vida *Nonarthritic Hip Score*, para o Brasil.

7 METODOLOGIA

Antes de iniciar este estudo, foi obtida a autorização dos autores do *Nonarthritic Hip Score* para tradução para o Brasil, adaptação deste instrumento para a cultura brasileira, bem como sua validação. O método de tradução e validação cultural do *Nonarthritic Hip Score* para o Brasil, utilizou os critérios descritos por Guillemin et al (1993) e revisado por Beaton et al (2000) (Figura 1).

7.1 Tradução inicial

A versão original em Inglês do *Nonarthritic Hip Score* foi traduzida para a língua portuguesa (T1 e T2) por dois tradutores independentes e qualificados, com experiência em cirurgia de quadril e informados do objetivo do estudo. Um comitê constituído por dois ortopedistas e dois fisioterapeutas foi formado com a finalidade de analisar e discutir as duas traduções geradas, avaliando cada questão, com o objetivo de observar possíveis distorções e sua aplicabilidade à realidade dos pacientes. A partir desta avaliação foi produzida a versão da tradução 12 (T12), em português.

7.2 Tradução de volta

Na etapa de tradução de volta para a língua inglesa, a versão T12 foi traduzida para o idioma original (TV1 e TV2) por dois tradutores juramentados, independentes, com conhecimento dos dois idiomas e sem conhecimento do objetivo do estudo.

As duas traduções obtidas foram então avaliadas pelo comitê citado na etapa anterior, com o objetivo de apurar divergências entre a versão original e as traduções da versão TV1 e TV2. A partir desta avaliação foi produzida a versão TV12.

7.3 Revisão pelo comitê

O comitê se reuniu para uma avaliação consensual de todas as versões traduzidas, a fim de produzir a versão brasileira 1. Durante a revisão das versões, o comitê verificou as seguintes equivalências: semântica, idiomática, experimental ou cultural e conceitual.

7.4 Pré-teste

Esta etapa consta da aplicação da versão brasileira 1, que manteve as características conceituais do questionário original e teve por objetivo verificar a equivalência da versão final do instrumento, avaliando erros e desvios cometidos na tradução do mesmo. Em cada questão foi adicionada a opção "não se aplica" e as questões que apresentassem mais de 15% de não compreensão seriam modificadas.

31

Trinta indivíduos, sendo dez pacientes com diagnóstico de doença do quadril e 20 indivíduos saudáveis (10 homens e 10 mulheres; 10 com ensino fundamental incompleto e 10 com pós-graduação) foram submetidos à aplicação da versão brasileira 1 gerada na etapa anterior, para avaliação da compreensão do questionário.

Não houve situação que não fizesse parte do cotidiano, questão ou termo que não fosse bem compreendido. Sendo assim, a versão brasileira do NAHS (NAHS-Brasil), ficou igual à versão brasileira 1 .

7.5 Teste

Foi aplicado o NAHS-Brasil em sessenta e quatro pacientes, selecionados com doença do quadril de origem não degenerativa. Os pacientes responderam ao questionário duas vezes, com intervalo de 48 horas.

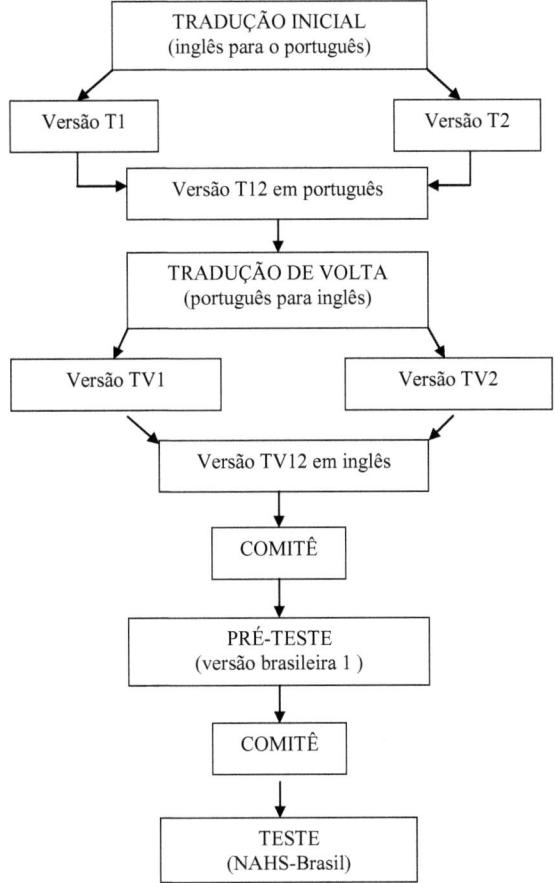

Figura 1 – Fases do processo de tradução e adaptação cultural. Fonte: Autora.

7.6 Pacientes

Participaram desse estudo 64 pacientes com diagnóstico de doença não degenerativa do quadril, selecionados a partir de uma relação de pacientes consecutivos atendidos pelo co-orientador do trabalho (Professor Liszt Palmeira de Oliveira), independentemente de gênero e etnia. Os pacientes foram atendidos no ambulatório de ortopedia do Hospital Universitário Pedro Ernesto e na clínica privada.

Os critérios para inclusão foram: pacientes alfabetizados, com idade entre 18 e 65 anos, com diagnóstico de doença do quadril e pacientes tratados com artroscopia de quadril há pelo menos 3 meses.

Foram excluídos do trabalho pacientes com distúrbios visuais ou cognitivos que impedissem a execução do questionário e com diagnóstico de doença degenerativa do quadril segundo a classificação de Tönnis 2 ou 3 (Ono e col, 2003).

Esse trabalho foi aprovado previamente pelo Comitê de Ética em Pesquisa do Hospital Universitário Pedro Ernesto – HUPE (anexo A) e os pacientes foram instruídos acerca dos objetivos do estudo antes de assinar o termo de consentimento livre e esclarecido.

7.7 Aplicação dos questionários

Foi desenvolvido um protocolo de pesquisa que contém ficha de identificação, avaliação de características sociodemográficas e clínicas de cada paciente. Este protocolo contém ainda a versão brasileira do *Nonarthritic Hip Score*, Questionário Algofuncional de Lequesne para quadril e WOMAC (anexo B).

Os pacientes convidados a participar do trabalho foram contatados pela coordenadora do trabalho, que explicou o objetivo do trabalho e a metodologia utilizada.

Todos os pacientes foram orientados a responder inicialmente o protocolo completo e após um intervalo de 48 horas a responder apenas a versão brasileira do *Nonarthritic Hip Score*.

7.8 Avaliação das propriedades de medida da versão do *Nonarthritic Hip Score* para o Brasil

7.8.1 Reprodutibilidade

A reprodutibilidade da versão do *Nonarthritic Hip Score* para o Brasil foi avaliada pela consistência interna e pelo teste-reteste. Para calcular o teste-reteste os pacientes selecionados para o trabalho inicialmente responderam o protocolo de estudo e, após um intervalo de 48 horas, cada paciente respondeu apenas a versão brasileira do *Nonarthritic Hip Score*.

Neste intervalo não foi introduzida nenhuma nova medicação, nem realizado nenhum procedimento que possa modificar rapidamente o "status" da doença, ou seja, o paciente permaneceu clinicamente estável.

A concordância foi avaliada pelo gráfico da mensuração do erro da variância entre os resultados obtidos no teste e no reteste.

7.8.2 Validade

A validade da versão do *Nonarthritic Hip Score* para o Brasil foi observada analisando-se dois conceitos: construção e conteúdo.

Dois questionários foram respondidos pelos pacientes na composição da validade de construção: o *Lequesne Algofuncional Index* (Lequesne et al., 1987), em sua versão para a língua portuguesa (Marx, 2006) e o *Westerm Ontario and McMaster Universities* - WOMAC (Bellamy, 1988), em sua versão para a língua portuguesa (Fernandes, 2003). O Questionário Algofuncional de Lequesne apresenta questões que avaliam dor, rigidez articular, e atividades de vida diária de pacientes com doença articular degenerativa de quadril, e o WOMAC é composto por três domínios: dor, rigidez articular, e função de pacientes com doença articular degenerativa de quadril.

A validade de conteúdo foi avaliada pela ocorrência dos efeitos teto e solo. O efeito teto pode ser observado quando existem avaliações que alcançam a pontuação máxima (100) do questionário, enquanto o efeito solo ocorre quando existem avaliações com a pontuação mínima (0).

7.9 Análise Estatística

A análise estatística descritiva foi utilizada para a caracterização sóciodemográfica e clínica da população estudada. O coeficiente de correlação intraclasse (ICC) foi calculado para avaliar a confiança do teste-reteste. O teste *t* foi usado para comparar e determinar se a diferença entre a primeira e a segunda avaliação é estatisticamente significativa. A concordância do teste-reteste foi avaliada pelo coeficiente de correlação de

Pearson e pela curva Altman-Bland. A consistência interna foi calculada usando o alpha de Cronbach. A validade de construção foi testada pelo coeficiente de correlação de Pearson.

A análise estatística foi realizada utilizando GraphPad Prism, versão 5.00 para Windows (GraphPad Software, Estados Unidos) e Epi Info versão 3.5.2 (CDCP, Estados Unidos).

8 RESULTADOS

A tradução e adaptação transcultural foi feita a partir das questões originais do NAHS contidas no anexo C.

As 10 questões referentes à dor e à função, que foram retiradas do WOMAC, correspondem à versão brasileira do WOMAC (Fernandes, 2003). As quatro questões sobre sintomas mecânicos não sofreram modificações após a adaptação cultural. Entre as questões que avaliam o nível de atividade física, quatro foram modificadas para melhor se adequar ao cotidiano dos pacientes.

Na questão sobre esportes de alta intensidade, "*football*" que corresponde ao futebol americano foi substituído por "futebol", por ser um esporte mais reconhecido e praticado em nosso meio. Duas questões referentes a tarefas domésticas também sofreram adaptações culturais. Numa das questões sobre tarefas domésticas pesadas, "*lifting firewood*", que significa carregar lenha, foi trocado por "fazer faxina, lavar roupa no tanque", por não ser uma atividade comum no dia-a-dia da nossa população. Na questão sobre tarefas domésticas leves, "*vacuuming, and doing laundry*" foi trocado por "lavar roupa na máquina". Todas as adaptações realizadas foram decididas em consenso pelo comitê e bem compreendidas pelos participantes no pré-teste.

O NAHS-Brasil, após adaptação cultural (pré-teste), está representado no anexo D.

As características clínicas e sociodemográficas dos 64 pacientes com dor no quadril, incluídos na fase de avaliação da reprodutibilidade e validade do NAHS-Brasil, estão representados na tabela 1. Os pacientes avaliados foram 31 do gênero feminino e 33 do masculino. A média da idade dos pacientes foi de 40,9 anos. Os diagnósticos foram: impacto femoroacetabular (24), lesão labial isolada (9), síndrome de dor peritrocantérica (9),

38

osteonecrose (6), síndrome da dor glútea profunda (5), doença articular degenerativa (Tönnis1) (3), artrite reumatóide (1), condrólise bilateral (1), epifisiólise (1), Legg-Perthes (1), sinovite (1), tendinite do iliopsoas (2) e do reto femoral (1). A média, o desvio-padrão e o intervalo de confiança (IC) de 95% de cada avaliação no teste final estão representados na tabela 2.

Tabela 1 - Características clínicas e sociodemográficas dos 64 pacientes com dor no quadril

Gênero	Feminino	31
	Masculino	33
Idade	Média (DP)	40,9 (24,8)
Diagnóstico	Impacto femoroacetabular	24
	Lesão labial isolada	9
	Síndrome de dor peritrocantérica	9
	Osteonecrose	6
	Síndrome de dor glútea profunda	5
	Doença articular degenerativa (Tönnis 1)	3
	Artrite reumatóide	1
	Condrólise bilateral	1
	Epifisiólise	1
	Legg-Perthes	1
	Sinovite	1
	Tendinite iliopsoas	2
	reto femoral	1

Tabela 2 – Média, desvio-padrão (DP) e intervalo de confiança (IC 95%) das avaliações aplicadas nos 64 pacientes

	N	Média	DP	95% CI
Teste NAHS-Brasil	64	60.7	20.7	55.4 – 65.9
Reteste NAHS-Brasil	64	61.7	21.7	56.3 – 67.1
Lequesne	64	68.65	18.8	63.9 – 73.4
WOMAC	64	66.1	21.2	60.7 – 71.5

8.1 Reprodutibilidade

A reprodutibilidade foi avaliada pelo coeficiente de correlação de Pearson, que mostrou uma forte correlação entre as duas avaliações (r= 0, 9071; com intervalo de confiança de 95% entre 0, 8499 e 0, 9432; p< 0, 0001) (figura 2).

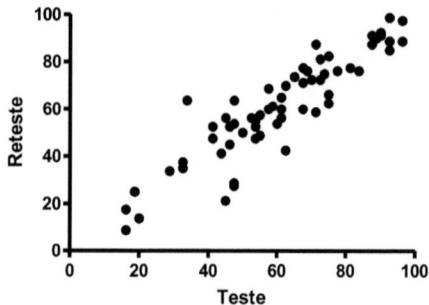

Figura 2 – Gráfico da relação teste-reteste do NAHS.

O coeficiente de correlação intraclasse (ICC) foi 0, 837 (p<0, 001) e o intervalo de confiança (IC 95%) foi entre 0, 732 e 0, 901. O teste *t* não mostrou diferenças estatisticamente significativas entre os valores do teste-reteste (p=0, 719). O gráfico Altman-Bland revelou o erro médio da diferença das duas avaliações de 0,42 (DP=9, 21; limite de concordância de 95%= -17.62 a 18.48). As duas linhas pontilhadas representam os limites de concordância (superior e inferior). A regressão linear aparece paralela ao eixo X, demonstrando um viés fixo. (figura 3).

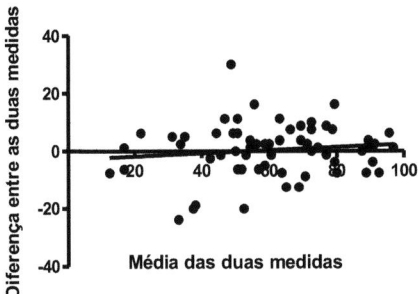

Figura 3 – Gráfico Altman-Bland mostrando a diferença entre as duas avaliações.

8.2 Consistência interna

A consistência interna foi analisada pelo alpha de Cronbach, que mostrou que todas as questões possuem correlação entre 0,8 e 0,9, considerada respectivamente boa e excelente. O domínio "função" teve a maior média dos valores 0,91 e "sintomas mecânicos" teve a menor média 0,86, porém mostrou uma ótima correlação (tabela 3).

8.3 Validade

Avaliação da validade foi feita pelo coeficiente de correlação de Pearson. O valor encontrado entre NHS e o WOMAC foi de 0,9 (p<0, 0001) e entre o NHS e o Lequesne foi de 0,79 (p<0, 0001) (figura 4). Não houve questionário com escore igual a zero ou com a pontuação máxima possível (figura 5).

Tabela 3 - Avaliação da consistência interna pelo Alpha de Cronbach

Domínio	Questões	Valores
Dor	1	0,85
	2	0,84
	3	0,87
	4	0,85
	5	0,83
Sintomas Mecânicos	1	0,83
	2	0,86
	3	0,80
	4	0,81
Função	1	0,90
	2	0,89
	3	0,89
	4	0,91
	5	0,90
Atividade Física	1	0,88
	2	0,88
	3	0,87
	4	0,88
	5	0,87
	6	0,90

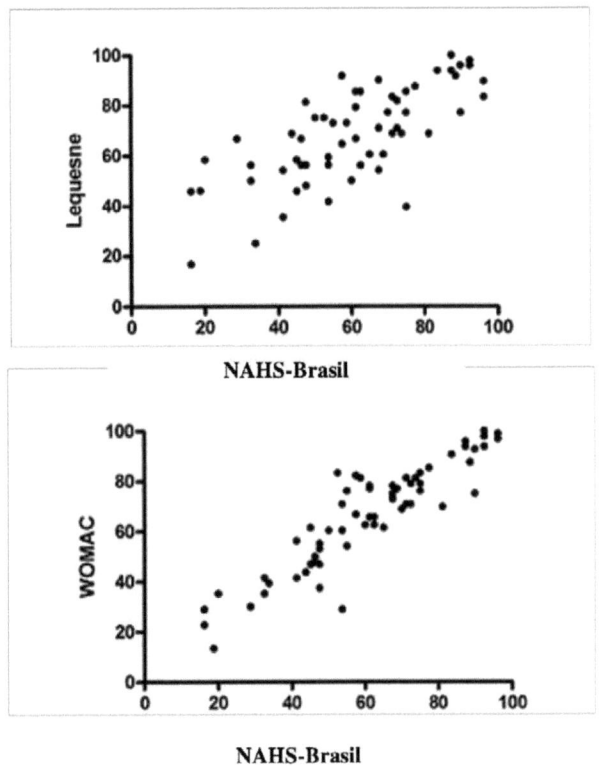

NAHS-Brasil

NAHS-Brasil

Figura 4 – Em cima: dispersão do NAHS-Brasil x Lequesne. Em baixo: dispersão NAHS-Brasil x WOMAC.

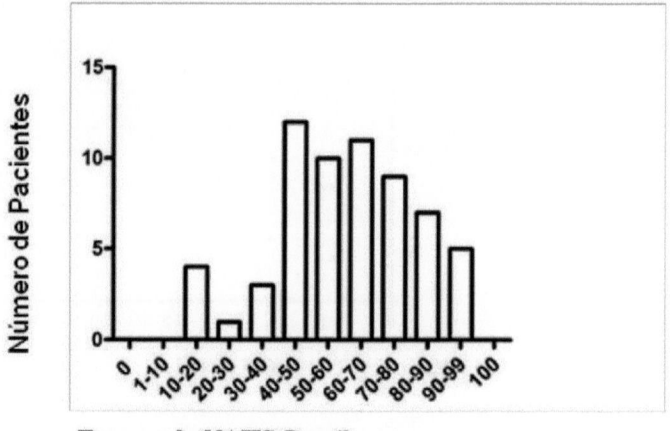

Escores do NAHS-Brasil

Figura 5 – Distribuição dos pacientes de acordo com os escores do NAHS-Brasil.

9 DISCUSSÃO

Nos últimos anos têm ocorrido mudanças na avaliação dos desfechos usados nas análises de efetividade de tratamentos clínicos ou cirúrgicos em ortopedia. Geralmente avaliam-se as mudanças clínicas por meio do exame físico e dos exames complementares. Nas últimas décadas desfechos como qualidade de vida relacionada à saúde, capacidade funcional, escalas de dor e satisfação têm sido enfatizados por possibilitarem a análise da situação de saúde e as manifestações da doença na vida do indivíduo em sua própria perspectiva (subjetividade), complementando os dados clínicos e objetivos (Herdman et al., 1997; Kirkley & Griffin, 2003; Lopes e col., 2007).

Reconhecendo a importância do uso de medidas do estado de saúde para avaliação de intervenções e de novas técnicas, estudos de equivalência cultural e validação dos principais instrumentos utilizados na literatura ortopédica internacional têm sido realizados no Brasil, seguindo os critérios recomendados.

Entre os instrumentos genéricos dispomos do *Short-Form 36* (SF-36) (Ciconelli e col., 1999), que avalia qualidade de vida relacionada à saúde e o *Nottingham Health Profile* (Herdman et al., 1997), que avalia qualidade de vida.

Entre os instrumentos específicos relativos às extremidades, existem (a) o *Short Musculoskeletal Functional Assessment* (SMFA), que avalia a função músculo-esquelética nos membros superiores e inferiores (Taylor et al., 2005), e o (b) *Disability of Arm, Shoulder and Hand* (DASH), que avalia capacidade funcional nas enfermidades do membro superior (Orfale e col., 2005). Em relação às articulações, há (a) o *Athletic Shoulder Outcome Rating Scale* (Leme, 2005), que é uma escala para avaliação das afecções do ombro em atletas, o (b) *Western Ontario McMasters Arthritics Index*

(WOMAC) (Fernandes, 2003), que avalia a função em pacientes com doença articular degenerativa de joelho e quadril, e o (c) *American Orthopaedic Foot and Ankle Socaty Ankle-Hindfoot Scale* (AOFAS) (Rodrigues, 2005), escala de avaliação para tornozelo e pé.

Na última metade do século passado, diversos questionários foram desenvolvidos para avaliar a dor e acompanhar a evolução clínica no quadril com artrose ou após artroplastia. Os mais utilizados são o de *Merle D'Aubigne and Postel* (MD & Postel), o *Harris Hip Score* (HHS) e o WOMAC. A escala de MD & Postel atribui pesos equivalentes aos domínios dor, mobilidade e capacidade de marcha, com máximo de 18 pontos. O HHS contém questões sobre dor, função e arco de movimento, com resultado máximo de 100 pontos. Dor e mobilidade correspondem à maior parte da avaliação (44 e 47 pontos, respectivamente). O WOMAC é um instrumento criado especificamente para pacientes com doença articular degenerativa do quadril ou do joelho, com questões distribuídas nos domínios dor (5), rigidez (2) e função (17). Estes questionários, no entanto, têm foco na avaliação da dor e da função do quadril de pacientes idosos e com doença articular degenerativa (Thorborg et al., 2010). O uso desses questionários em pacientes com grande amplitude de movimentos e dor especificamente relacionada a atividades físicas de maior intensidade apresenta limitações devido à baixa sensibilidade para a detecção de pequenas, porém significativas, alterações funcionais.

Com os recentes avanços nos métodos de diagnóstico, especialmente a ressonância magnética, e os novos conceitos na abordagem das afecções mecânicas do quadril em pacientes jovens e fisicamente ativos, especialmente com relação ao impacto femoroacetabular, instrumentos de avaliação com foco no quadril com doença articular degenerativa ou após artroplastia demonstraram ter pouco poder de discriminação do nível de comprometimento clínico, quando aplicados a pacientes sem doença articular degenerativa (Terwee et al, 2007).

O NAHS contém 10 questões referentes à dor e sintomas mecânicos, que foram retiradas do WOMAC. Quatro questões sobre sintomas mecânicos foram introduzidas no questionário com o intuito de discriminar a condição clínica de pacientes com lesão labial. Tem, ainda, seis questões que avaliam a atividade física, o que permite identificar o nível de atividade do paciente antes e após o tratamento (Christensen et al., 2003).

A maioria dos questionários usados na área de ortopedia foi desenvolvida na língua inglesa. Quando já existe alguma medida adequadamente validada em outro idioma que avalie a condição de interesse, torna-se desnecessário o desenvolvimento de um novo instrumento, por demandar tempo e custo mais alto (Teixeira-Salmela, 2004; Lopes e col., 2007).

Sendo assim, foi padronizada a metodologia de equivalência transcultural. Esse processo consiste em realizar a tradução, adaptação cultural e validação do instrumento proposto. As etapas de tradução e adaptação cultural permitem ajustar o instrumento ao novo idioma, população, contexto e cultura. A fase de validação consiste em verificar se o novo instrumento manteve as características da versão original. As propriedades comumente avaliadas são: validade, reprodutibilidade e responsividade. Todo esse processo é importante para que o instrumento seja culturalmente aceito no país e equivalente a sua versão original (Herdman et al., 1997; Guillemin et al., 1993; Guillemin, 2005).

O NAHS, bem como a maioria dos questionários que avaliam qualidade de vida, foi desenvolvido na língua inglesa, por isso o instrumento deve passar por um processo de tradução e adaptação cultural que preserve as equivalências semântica, idiomática e conceitual (Guillemin, 1995; Ferraz e col, 1990; Herdman et al, 1997).

Alguns termos foram substituídos para melhor se adequar à cultura brasileira, trocando atividades que não fazem parte da cultura da maioria do povo brasileiro por outras que façam parte do seu dia-a-dia, sem deixar de preservar a equivalência em termos de percepção de esforço. Sendo assim, "futebol americano" foi substituído por "futebol", que foi amplamente reconhecido como um esporte de alta demanda física. A expressão "carregar lenha", embora faça parte da cultura brasileira desde a época colonial (Sansone, 2006), foi considerada pouco comum no nosso meio, talvez pelo predomínio absoluto de indivíduos oriundos de populações urbanas no presente estudo. A expressão foi substituída por "fazer faxina, lavar roupa no tanque", que foram tarefas consideradas pesadas e que fazem parte do dia-a-dia das populações urbanas, mantendo a equivalência em termos da percepção do esforço despendido na atividade.

O NAHS-Brasil foi desenvolvido mantendo as equivalências semântica, idiomática, cultural e conceitual.

Em seguida foram avaliadas as propriedades do instrumento para confirmar sua confiabilidade: reprodutibilidade, consistência interna e validade.

A reprodutibilidade avalia a capacidade do instrumento em apresentar resultados semelhantes quando o mesmo paciente é avaliado em momentos diferentes, porém sem que tenha ocorrido alguma mudança no seu estado de saúde (Rosener, 1995). O coeficiente de correlação de Pearson foi utilizado para avaliar a reprodutibilidade em 64 pacientes, sendo 0 correspondendo a nenhuma correlação e 1,0 indicando excelente correlação entre as avaliações (Spitzer et al., 1967). O coeficiente de correlação de Pearson obtido foi de 0,9, demonstrando uma excelente correlação, ou seja, comprovando a reprodutibilidade. Esse resultado foi similar ao obtido na versão original em Inglês 0,96. O coeficiente de correlação intraclasse (ICC) foi 0, 837 (p<0, 001) e o intervalo de confiança (IC 95%) foi entre 0, 732 e 0,

901. O teste *t* não mostrou diferenças estatisticamente significativas entre os valores do teste-reteste (p=0, 719). O gráfico Altman-Bland revelou o erro médio da diferença das duas avaliações de 0,42 (DP=9, 21; limite de concordância de 95%= -17.62 to 18.48). A regressão linear apareceu paralela ao eixo X, demonstrando um viés fixo. Essa análise quantifica a concordância pela construção dos limites de concordância (Altman & Bland, 1983; Bland & Altman, 1986).

A consistência interna avalia a capacidade de um grupo de questões de mensurar um conceito semelhante. No caso do *Nonarthritic Hip Score* os quatro domínios são: dor, sintomas mecânicos, função e atividade física. A consistência interna foi avaliada em cada um dos quatro domínios pelo coeficiente alpha de Cronbach. O coeficiente alpha de Cronbach igual a 1,0 significa uma perfeita correlação entre as questões de cada domínio e indica que elas avaliam coerentemente o mesmo conceito. O estudo mostrou boa consistência interna no domínio sintomas mecânicos 0,8 e excelente correlação interna nos outros três domínios: dor, função e atividade física, respectivamente 0,87, 0,91 e 0,9. Em comparação ao questionário original o domínio 'dor' mostrou o mesmo valor, 'sintomas mecânicos' apresentou o menor valor 0,69, 'função' obteve 0,85 e 'atividade física' mostrou o maior valor, 0,92.

A validade visa avaliar se o instrumento mensura realmente aquilo a que se propõe. A validade é checada pela comparação do questionário que está sendo validado e outro considerado "padrão ouro". Nesse estudo, a validade foi avaliada em 64 pacientes, utilizando o coeficiente de correlação de Pearson, comparando-se o NAHS-Brasil, o WOMAC e o Questionário Algofuncional Lequesne de quadril. A análise da validade entre o NAHS-Brasil e o WOMAC mostrou uma excelente correlação: 0,9. Entre o NAHS-Brasil e o Questionário Algofuncional Lequesne, observam-se uma correlação boa: 0,79. O elevado valor referente ao coeficiente de correlação de Pearson entre o NAHS-Brasil e o WOMAC demonstra que os dois instrumentos têm características semelhantes. Isso pode ser explicado pelo fato de o NAHS ser composto por 10 questões do WOMAC. Não houve questionário com escore igual a zero ou com a pontuação máxima possível, ou seja, não foram observados os efeitos teto e chão.

O NAHS-Brasil é um instrumento que pode ser utilizado para avaliar pacientes com dor no quadril, sem doença articular degenerativa, antes e após o tratamento.

10 CONCLUSÃO

O *Nonarthritic Hip Score* foi traduzido para a língua portuguesa e adaptado à cultura brasileira, de acordo com um conjunto de instruções padronizadas para a adaptação cultural de instrumentos de qualidade de vida. Foram também demonstradas sua reprodutibilidade, consistência interna, e validade, tornando esse instrumento útil na avaliação da qualidade de vida de pacientes jovens e fisicamente ativos com dor no quadril, seja em nível de pesquisa seja em nível assistencial.

REFERÊNCIAS

Altman DG & Bland JM. Measurement in medicine: the analysis of method comparison studies. Statistician, 1983; 32: 307-17.

Beaton DE, Bombardier C, Guillemin F, Ferraz MB. Guideline foe the process f cross-cultural adaptation of self-report measures. Spine, 2000; 25 (24): 3186-191.

Beaton DE, Katz JN, Fossel AH, Wrigth JG, Tarasuk V, Bombardier C. Measuring the whole or the parts¿ Validity, reliability, and responsiveness of the disability of the arm, shoulder and hand outcomes measure in different regions of the upper extremity. J Hand Ther, 2001; 14(2): 128-46.

Bellamy N, Buchanan WW, Goldsmith CH, Campbell J, Stitt LW- Validation study of WOMAC: A health status instrument for measuring clinically important patient relevant outcomes to antirheumatic drug therapy in patients with osteoarthritis of the hip or knee. J. Rheumatol, 1988; 15: 1833-840.

Binkley JM, Stranford PW, Lott SA, et al. The lower extremity functional scale (LEFS): scale development, measurement properties, and clinical application. North american orthopaedic rehabilitation research network. Phys Ther, 1999; 79: 371-83.

Bland JM, Altman DG. Statistical methods of assessing agreement between two methods of clinical measurement. Lancet, 1986; 1: 307-10.

Byrd JWT, Jones KS: Prospective analysis of hip arthroscopy with 2-year follow-up. Arthroscopy, 2000; 16(6): 578-87.

Booney S, Finkelstein FO, Lytton B, Schiff M, Steele TE. Treatment of end-stage renal failure in a defined geographic area. Arch Int Med, 1978; 138: 1510.

Brunner A, Horisberger M, Herzog RF. Sports and recreation activity of patients with femoroacetabular impingement before and after arthroscopy osteoplasty. Am J Sports Med, 2009; 37(5): 917-22.

_____. Evaluation of a computed tomography-based navigation system prototype for hip arthroscopy in the treatment of femoroacetabular cam impingement. Arthroscopy, 2009; 25(4): 382-91.

Christensen PC, Althausen PL, Mittleman MA, Lee J, McCarthy CJ. The nonaarthritic hip score: reliable and validated. Clin Orthop Rel Res, 2003; 406: 75-83.

Ciconelli RM. Medidas de avaliação de qualidade de vida. Rev Bras Reumatol, 2003; 43: IX-XIII.

Ciconelli RM, Ferraz MB, Santos W, Meinão I, Quaresma MR. Tradução para a língua portuguesa e validação do questionário genérico de avaliação de qualidade de vida SF-36. Rev Bras Reumatol, 1999; 39(3): 143-50.

Cronbach LJ. Coefficient alpha and internal structure of tests. Psichometrika, 1951; 16: 297-34.

D'Aubigne RM & Postel M. Functional al results of hip arthroplasty with acrylic prosthesis. J Bone Joint Surg Am, 1954; 36: 451-75.

Deyo RA. The quality of life, research, and care. Ann Intern Med, 1991; 114: 695-96.

Faden R & Leplège A. Assessing quality of life. Med Care, 1992; 30(5): 166–75.

Farmer RG, Easley KA, Farmer JM. Quality of life assessment by patients with inflammatory bowel disease. Cleve Clin J Med, 1992; 59: 35-42.

Fernandes MI. Tradução e validação do questionário de qualidade de vida específico para osteoartrose WOMAC (Western Ontario McMaster Universities) para a língua portuguesa [tese]. São Paulo: Escola Paulista de Medicina, Universidade Federal de São Paulo; 2003.

Ganz PA, Lee JJ, Siau J. Quality of life assessment: an independent prognostic variable for survival in lung cancer. Cancer, 1991; 114: 621-28.

Gill TM & Feinstein AR. A critical appraisal of the quality of quality-of-life measurements. JAMA, 1994; 272: 619-26.

Guillemin F. Cross-cultural adaptation and validation of health status measure. Scand J Reumatol, 1995; 24(2): 64-8.

Guillemin F, Bombardier C, Beaton D. Cross-cultural adaptation of health-related quality of life measures: literature review and proposed guidelines. J Clin Epidemiol, 1993; 46(12): 1417-32.

Guyatt GH, Veldhuyezen Van Zanten SJ, Feeny DH, Patrick DL. Measuring quality of life in clinical trials: a taxonomy and review. Can Med Assoc J, 1989; 140:1441-48.

Guyatt GH, Feeney DH, Patrick DL- Measuring health-related quality of life. Ann Intern Med, 1993; 118: 62229.

Harris WH. Traumatic arthritis of the hip after dislocation and acetabular fractures: Treatment by mold arthroplasty. An and-result study using a new method of result evaluation. J Bone Joint Surg Am, 1969; 51:737-55.

Haviv B, O'Donnell J. Arthroscopic treatment for acetabular labral tears of the hip without bony dysmorphism. Am J Sports Med, 2011; 39 (Supl. 1): 79-84.

Herdman M, J FR, Badia X. Equivalence and the translation and adaptation of health related quality of life questionnaires. Qual Life Res, 1997; 6(3): 237–47.

Horisberger M, Brunner A, Herzog RF. Arthroscopic treatment of femoroacetabular impingement of the hip. Clin Rel Res, 2010; 468: 182-90.

_____. Arthroscopic treatment of femoral acetabular impingement in patients with preoperative generalized degenerative changes. Arthroscopy, 2010; 26(5): 623-29.

Hunsaker FG, Cioffi DA, Amadio PC et al. The American academy of orthopaedic surgeons outcomes instruments: Normative values from the general population. J Bone Joint Surg Am, 2002; 84: 208-15.

Kirkley A, Alvarez C, Griffin S. The development and evaluation of a disease-specific quality-of-life questionnaire for disorders of the rotator cuff: the western Ontario rotator cuff index. Clin J Sport Med, 2003; 13(2): 84-92.

Kirkley A , Griffin S. Development of disease-specific quality of life measurement tools. Arthroscopy, 2003; 19(10): 1121–28.

Kirkley A, Griffin S, McLintock H, Ng L. The development and evaluation of a disease-specific quality of life measurement tool for shoulder instability. The western Ontario shoulder instability index (WOST). Am J Sports Med, 1998; 26(6): 764-72.

Konan S, Rhee SJ, Haddad FS. Hip arthroscopy: analysis of a single surgeon's learning experience. J Bone Joint Sug Am, 2011; 93(supl 2): 52-6.

Laude F, Sariali E, Nogier A. Femoroacetabular impingement treatment using arthroscopy and anterior approach. Clin Orthop Relat Res, 2009; 467: 747-52.

Leme L. Tradução, adaptação cultural e validação da escala "Athletic Shoulder Outcome Rating Scale".para a língua portuguesa [tese]. São Paulo: Escola Paulista de Medicina, Universidade Federal de São Paulo; 2005.

Lequesne M, Mery C, Samson M, Gerard M. Indices of severity for osteoarthritis of hip and knee. Validation. Value in comparison with other assessment tests. Scand. J Rheumatol, 1987; (supl 65): 85-9.

Lodhia P, Slobogean GP, Nooman VK, Gilbart MK. Patient-reported outcome instruments for femoroacetabular impingement and hip labral pathology: a systematic review of the clinimetric evidences. Arthroscopy, 2011; 27(2): 279-86.

Lopes AD, Ciconelli RM, dos Reis, FB. Medidas de avaliação de qualidade de vida e estados de saúde em ortopedia. Rer Bras Ortop, 2007; 42: 355–9.

Martin DP, Engelberg R, Angel J, Snapp D, Swionkowiski MF. Development of a musculoskeletal extremity health status instrument: the musculoskeletal functional assessment instrument. J Orthop Res, 1996; 14(2): 173- 81.

Martin LR. Hip arthroscopy and outcomes assessment. Oper Tec Orthop, 2005; 15(3): 290–96.

Martin RL, Kelly BT, Philippon MJ. Evidence of validity for the hip outcome score, Arthroscopy, 2006; 22(12):1304–311.

Martin RL, Philippon MJ. Evidence of validity for the hip outcome score in hip arthroscopy. Arthroscopy, 2007; 23(8):822–26.

_____. Evidence of reliability and responsiveness for the hip outcome score, Arthroscopy, 2008; 24(6): 676–82.

Marx FC, Oliveira LM, Bellini CG, Ribeiro MCC. Tradução e validação cultural do Questionário Algofuncional de Lequesne para osteoartrite de joelhos e quadris para a língua portuguesa. Rev Bras Reumatol, 2006; 46: 253-60.

McClellan WM, Anson C, Birkeli K, Tuttle E. Functional status and quality of life: predictors of early mortality among patients entering treatment for end stage renal disease. J Clin Epideiol, 1991: 44:83-9.

Nilsdotter AK, Lohmander LS, KlassboM, et al. Hip Disability And Osteoarthritis Outcome Score (HOOS) – Validity and responsiveness in total hip replacement. BMC Muculoskelet Disord, 2003; 4:10.

Ono N, Honda E, Polesello G, Guimarães R, Gonçalves H. Osteotomia intertrocantérica varizante: resultados a longo prazo. Rev Bras Ortop, 2003; 38: 445-61.

Orfale AG, Araújo PM, Ferraz MB, Natour J. Translation into Brazilian Portuguese cultural adaptation and evaluation of the reliability of the Disability of the Arm, Shoulder and Hand Questionnaire. Bras J Med Biol Res, 2005; 38(2): 293-302.

Philippon MJ, Kelly BT, Williams RJ. Hip arthroscopy: current indications, treatment options, and management issues. Am J Sports Med, 2003; 31: 1020-37.

Phllippon MJ. New frontiers in hip arthroscopy: the role of arthroscopic hip labral repair and capsulorrhaphy in the treatment of hip disorders. Instr Course Lect, 2006; 55: 309-16.

Polesello CG, Honda EK, Ono NK, Guimarães RP, Oliveira LA, Mello MBD, Nakandakari EY. Artroscopia do quadril: experiência após seguimento médio de 33 meses. Rev Bras Ortop, 2006; 41: 145-50.

Rodrigues RC. Tradução, adaptação cultural e validação para a língua portuguesa do "American Orthopaedic Foot and Ankle Society (AOFAS) Ankle-Hindfoot Scale" [tese]. São Paulo: Escola Paulista de Medicina, Universidade Federal de São Paulo, 2005.

Rosener B. Regression and correlation methods: Fundamentals of biostatistics. Belmont CA, 1995, Duxbury Press 503-04.

Sansone L. Desigualdades duráveis, relações raciais e modernidades no Recôncavo: o caso de São Francisco do Conde. Revista USP 2006; 68: 234-51.

Singh PJ & O'Donnell JM. The outcome of hip arthroscopy in Australian football league players: a review of 27 hips. Arthroscopy, 2010; 26(6): 743-49.

Spitzer RL, Cohen J, Fleiss JL, Endicott J. Quantification of agreement in psychiatric disgnosis: a new approach. Arch Gen Psychiatry, 1967; 17: 83-7.

Stähelin L, Stähelin T, Jolles BM, Herzog RF. Arthroscopic offset restoration in femoroacetabular cam impingement: accuracy and early clinical outcomes. Arthroscopy, 2008; 24(1): 51-7.

Teixeira-Salmela LF, Magalhães IC, Souza AC, Lima MC, Lima RCM, Goulart F. Adaptação do Perfil de Saúde de Nottingham: um instrumento simples de avaliação da qualidade de vida. Cad Saúde Pública = Rep Public Health, 2004; 20(4): 905-14.

Testa, MA & Simonson, DC. Assessment of quality of life outcomes. N Eng J Med, 1996; 334: 835-40.

Tijssen M, Cingel RV, Melick NV, Visser E. Patient-reported outcome questionnaires for hip arthroscopy: a systematic review of the psychometric evidence. BMC Musculoskeletal Disord, 2001; 27: 117-25.

Thorborg K, Roos EM, Bartels EM, Petersen J, Holmich P. Validity, reliability and responsiveness of patient-reported outcome questionnaires when assessing hip and groin disability: a systematic review. Br J Sports Med, 2010; 44:1186-196.

Terwee CB, Bot SD, de Boer MR, VAN DER Windt DA, Knol DL, Dekker J, Bouter LM, de Vet HC. Quality criteria were proposed for measurement properties of health status questionnaires. J Clin Epidemiol, 2007;60:34–42.

Tugwell P, Bombardier C, Buchanan WW, et al. An individualized functional priority approach for assessing improvement in physical disability in clinical trials in rheumatoid arthritis. J Rheumatol, 1987; 14:446-51.

Wilkin D, Hallan L, Doggett M. Measures of need and outcomes for primary care. Oxford, England: Oxford University Press, 1992.

Wright JG & Young NL. The patient-specific index: asking patients what they want. J Bone Joint Surg Am, 1997; 79: 974-83.

ANEXO A – Aprovação do comitê de ética e pesquisa do HUPE

 UNIVERSIDADE DO ESTADO DO RIO DE JANEIRO
HOSPITAL UNIVERSITÁRIO PEDRO ERNESTO
COMITÊ DE ÉTICA EM PESQUISA

Rio de Janeiro, 13 de agosto de 2008

Do: Comitê de Ética em Pesquisa
Profª. Patrícia Maria C. O. Duque
Para: Aut. Letícia Nunes C. Del Castillo;
Liszt de Oliveira Palmeira e
Gerson Lamenza S. da Silva

O Comitê de Ética em Pesquisa do Hospital Universitário Pedro Ernesto, após avaliação, considerou o projeto (2084-CEP/HUPE) "PROJETO DE TRADUÇÃO E ADAPTAÇÃO CULTURAL DO QUESTIONÁRIO DE QUALIDADE DE VIDA PARA O QUADRIL NÃO ARTRÍTICO" aprovado, encontrando-se este dentro dos padrões éticos da pesquisa em seres humanos, conforme Resolução n.º196 sobre pesquisa envolvendo seres humanos de 10 de outubro de 1996, do Conselho Nacional de Saúde, bem como o consentimento livre e esclarecido.

O pesquisador deverá informar ao Comitê de Ética qualquer acontecimento ocorrido no decorrer da pesquisa.

O Comitê de Ética solicita a V. Sª., que ao término da pesquisa encaminhe a esta comissão um sumário dos resultados do projeto.

Profª. Patrícia Maria C. O. Duque
Membro do Comitê de Ética em Pesquisa

58

ANEXO B – Protocolo de pesquisa

IDENTIFICAÇÃO E DADOS DEMOGRÁFICOS

Nº do registro no estudo_____ (não preencher)

Nome: _____

Data: _____   Nº do registro/matrícula:_____(não preencher)

Data de nascimento: _____   Idade: _____ anos

Estado civil: ☐ Casado   ☐ Solteiro   ☐ Viúvo

Endereço: _____

Telefones: _____ Celular: _____

e-mail: _____

Naturalidade: _____

Escolaridade:

Alfabetizado   ☐ não   ☐ sim

Grau de escolaridade: ☐ 1º grau incompleto   ☐ 1º grau completo

                        ☐ 2º grau incompleto   ☐ 2º grau completo

                        ☐ 3º grau incompleto   ☐ 3º grau completo

Profissão: _____

AVALIAÇÃO CLÍNICA

Tempo de doença: _____

Quadril: ☐ Esquerdo   ☐ Direito   ☐ Esquerdo e direito

Se responder "esquerdo e direito", qual dói mais?   Esquerdo ☐   Direito ☐

Atividade física: ☐ sim   ☐ não

Qual? _____ Freqüência: _____

Tratamento anterior: ☐ sim   ☐ não

Qual? _____

Tratamento atual: ☐ sim   ☐ não

Qual? _____

61

Escala Visual de Dor (movimento)

0____1____2____3____4____5____6____7____8____9____10____

(sem dor)   (dor extrema)

Escala Visual de Dor (dor noturna)

0____1____2____3____4____5____6____7____8____9____10____

(sem dor)   (dor extrema)

Escala Visual de Dor (dor em repouso)

0____1____2____3____4____5____6____7____8____9____10____

(sem dor)   (dor extrema)

ÍNDICE ALGOFUNCIONAL DE LEQUESNE

1 - Dor Noturna

Sem dor	
Dor ao movimento ou certas posições	
Dor de repouso	

2 - Rigidez Matinal

1 minuto ou menos	
Mais que 1 minuto e menos que 15 minutos	
15 minutos ou mais	

3 - Dor após estar de pé por 30 minutos

Sim	
Não	

4 - Dor ao caminhar

Nenhuma	
Apenas após alguma distância	
Logo no início e vai aumentando	
Depois de começar a andar, não aumentando	

5 - Dor com o sentar prolongado (2 horas)

Sim	
Não	

6 - Distância máxima caminhada

Ilimitada	
Mais de 1km, porém limitada	
Cerca de 1km em 15 minutos	
300-500m	
100-300m	
Menos de 100m	
Com uma muleta ou bengala	
Com duas muletas ou bengalas	

7 - Colocar as meias inclinando-se para frente

Sem dificuldade	
Com pouca dificuldade	
Com dificuldade	
Com muita dificuldade	
Incapaz	

8 - Pegar um objeto no chão

Sem dificuldade	
Com pouca dificuldade	
Com dificuldade	
Com muita dificuldade	
Incapaz	

9 - Subir ou descer um andar de escadas

Sem dificuldade	
Com pouca dificuldade	
Com dificuldade	
Com muita dificuldade	
Incapaz	

10 - Pode entrar e sair de um carro

Sem dificuldade	
Com pouca dificuldade	
Com dificuldade	
Com muita dificuldade	
Incapaz	

WOMAC

A questão abaixo se refere à intensidade da dor que você geralmente sente. Para cada situação, por favor, marque a intensidade da dor sentida nas últimas 72 horas (favor marcar suas respostas com um "X").

Quanta dor você tem:

	Nenhuma	Leve	Moderada	Forte	Muito forte
1. Caminhando numa superfície plana					
2. Subindo ou descendo escadas					
3. A noite, deitado na cama					
4. Sentado ou deitado					
5. Ficando em pé					

As seguintes questões referem-se à intensidade de rigidez articular (não a dor) que você vem sentindo nas últimas 72 horas. Rigidez é uma sensação de restrição ou lentidão na maneira como você move suas articulações (favor marcar suas respostas com um "X").

Qual a intensidade da sua rigidez:

	Nenhuma	Leve	Moderada	Forte	Muito forte
1. Após acordar de manhã					
2. Após sentar-se, deitar-se ou descansar durante o dia					

As seguintes questões referem-se à sua atividade física. Isto quer dizer, sua habilidade para locomover-se e para cuidar-se. **Para cada uma das seguintes atividades, por favor, marque o grau da dificuldade que você vem sentindo nas últimas 72 horas (favor marcar suas respostas com um "X").**

Qual o grau da dificuldade que você tem:

	Nenhuma	Leve	Moderada	Forte	Muito forte
1. Descendo escadas					
2. Subindo escadas					
3. Levantando-se de uma cadeira					
4. Ficando em pé					
5. Curvando-se para pegar o chão					
6. Caminhando no plano					
7. Entrando ou saindo do carro					
8. Fazendo compras					
9. Colocando as meias / meias-calça					
10. Levantando da cama					
11. Tirando as meias / meias-calça					
12. Deitando na cama					
13. Entrando e saindo do banho					
14. Sentando-se					
15. Sentando-se ou levantando-se do vaso sanitário					
16.					
17. Fazendo tarefas domésticas pesadas					
18. Fazendo tarefas domésticas leves					

Nome: Data: Hora:

QUESTIONÁRIO DO QUADRIL NÃO ARTRÓSICO

As cinco questões a seguir avaliam a intensidade da dor que você está sentindo no quadril que está sendo avaliado hoje. Para cada situação, por favor, marque a resposta que reflete com maior precisão a intensidade da dor sentida nas últimas 48 horas.

Qual a intensidade da dor que você tem:

	Nenhuma	Leve	Moderada	Forte	Muito Forte
1 - Andando em terreno plano					
2 - Subindo ou descendo escadas					
3 - Durante a noite, na cama					
4 - Sentado ou deitado					
5 - Em pé					

As quatro questões a seguir se referem aos sintomas que você está sentindo no quadril que está sendo avaliado hoje. Para cada situação, marque a resposta que reflete com maior precisão os sintomas experimentados nas últimas 48 horas.

Quanta dificuldade você tem com:

	Nenhuma	Leve	Moderada	Forte	Muito forte
1 - Travamento ou bloqueio no seu quadril					
2 - O seu quadril saindo do lugar					
3 - Rigidez no seu quadril					
4 - Diminuição do movimento no seu quadril					

66

As cinco questões a seguir avaliam a sua condição física. Para cada uma destas atividades, marque a resposta que reflete com maior precisão as dificuldades que você experimentou nas últimas 48 horas, por causa do seu quadril.

Qual o grau de dificuldade que você tem para:

	Nenhuma	Leve	Moderada	Forte	Muito forte
1 - Descendo escadas					
2 - Subindo escadas					
3 - Levantando-se de uma cadeira					
4 – Calocando as meias / meias-calças					
5 - Levantando da cama					

As seis questões a seguir avaliam sua capacidade de participar de certos tipos de atividades. Para cada uma das seguintes atividades, marque a resposta que reflete com maior precisão, a dificuldade que você experimentou no último mês por causa da dor no seu quadril. Se você não participou de um determinado tipo de atividade, imagine quanta dificuldade o seu quadril poderia causar se você tivesse realizado aquela atividade.

Quanta dificuldade seu quadril causa quando você participa de:

	Nenhuma	Leve	Moderada	Forte	Muito forte
1 - Esportes de alta intensidade (por exemplo, futebol, basquete, tenis e exercício aeróbico)					
2 - Esportes de baixa intensidade (por exemplo, golfe e boliche)					
3 - Corrida (como exercício)					
4 - Caminhada (como exercício)					
5 - Atividades domésticas pesadas (por exemplo, mover móveis, fazer faxina, lavar roupa no tanque)					
6 - Atividades domésticas leves (por exemplo, cozinhar, tirar poeira, lavar roupa na máquina)					

67

NONARTHRITIC HIP SCORE

INSTRUCTIONS: The following 5 questions concern the amount of pain you are currently experiencing in the hip that you are having evaluated today. For each situation, please circle the response that most accurately reflects the amount of pain experienced in the past 48 hours. Please circle one answer that best describes your situation.

QUESTION: How much pain do you have-

1. Walking on a flat surface?
4 = none
3 = mild
2 = moderate
1 = severe
0 = extreme

2. Going up or down stairs?
4 = none
3 = mild
2 = moderate
1 = severe
0 = extreme

3. At night while in bed?
4 = none
3 = mild
2 = moderate
1 = severe
0 = extreme

4. Sitting or lying?
4 = none
3 = mild
2= moderate
1= severe
0 = extreme

5. Standing upright?
4 = none
3 = mild
2 = moderate
1 = severe
0 = extreme

INSTRUCTIONS: The following 4 questions concern the symptoms that you are currently experiencing in the hip that you are having evaluated today. For each situation, please circle the response that most accurately reflects the symptoms experienced in the past 48 hours. Please circle one answer that best describes your situation.

QUESTION: How much trouble do you have with-

1. Catching or locking of your hip?
4 = none
3 = mild
2 = moderate
1 = severe
0 = extreme

2. Your hip giving out on you?
4 = none
3 = mild
2 = moderate
1 = severe
0 = extreme

3. Stiffness in your hip?
4 = none
3 = mild
2 = moderate
1 = severe
0 = extreme

4. Decreased motion in your hip?
4 = none
3 = mild
2 = moderate
1 = severe
0 = extreme

INSTRUCTIONS: The following 5 questions concern your physical function. For each of the following activities, please circle the response that most accurately reflects the difficulty that you have experienced in the past 48 hours because of your hip pain. Please circle one answer that best describes your situation.

QUESTION: What degree of difficulty do you have with-

1. Descending stairs?
4 = none
3 = mild
2 = moderate
1 = severe
0 = extreme

69

2. Ascending stairs?

4 = none

3 = mild

2 = moderate

1 = severe

0 = extreme

3. Rising from sitting?

4 = none

3 = mild

2 = moderate

1 = severe

0 = extreme

4. Putting on socks/stockings?

4 = none

3 = mild

2 = moderate

1 = severe

0 = extreme

5. Rising from bed?

4 = none

3 = mild

2 = moderate

1 = severe

0 = extreme

INSTRUCTIONS: The following 6 questions concern your ability to participate in certain types of activities. For each of the following activities, please circle the response that most accurately reflects the difficulty that you have experienced in the past month because of your hip pain. If you do not participate in a certain type of activity, please estimate how much trouble your hip would cause you if you had to perform that type of activity. Please circle one answer that best describes your situation.

QUESTION: How much trouble does your hip cause you when you participate in-

1. High demand sports involving sprinting or cutting (for example, football, basketball, tennis, and exercise aerobics)

4 = none

3 = mild

2 = moderate

1 = severe

0 = extreme

2. Low demand sports (for example, golfing and bowling)

4 = none

3 = mild

2 = moderate

1 = severe

0 = extreme

3. Jogging for exercise?

4 = none

3 = mild

2 = moderate

1 = severe

0 = extreme

4. Walking for exercise?

4 = none

3 = mild

2 = moderate

1 = severe

0 = extreme

5. Heavy household duties (for example, lifting firewood and moving furniture)?

4 = none

3 = mild

2 = moderate

1 = severe

0 = extreme

6. Light household duties (for example, cooking, dusting, vacuuming, and doing laundry)?

4 = none

3 = mild

2 = moderate

1 = severe

0 = extreme

ANEXO D – Versão brasileira do NAHS

ESCALA DO QUADRIL SEM DOENÇA DEGENERATIVA (NAHS-Brasil)

As cinco questões a seguir avaliam a intensidade da dor que você está sentindo no quadril que está sendo avaliado hoje. Para cada situação, por favor, marque a resposta que reflete com maior precisão a intensidade da dor sentida nas últimas 48 horas.

Quanta dor você tem:

1 - Caminhando numa superfície plana?
4 = Nenhuma
3 = Leve
2 = Moderada
1 = Forte
0 = Muito forte

2 - Subindo ou descendo escadas?
4 = Nenhuma
3 = Leve
2 = Moderada
1 = Forte
0 = Muito forte

3 - A noite, deitado na cama?
4 = Nenhuma
3 = Leve
2 = Moderada
1 = Forte
0 = Muito forte

4 - Sentando ou deitando?
4 = Nenhuma
3 = Leve
2 = Moderada
1 = Forte
0 = Muito forte

5 - Ficando em pé?
4 = Nenhuma
3 = Leve
2 = Moderada
1 = Forte
0 = Muito forte

As quatro questões a seguir se referem aos sintomas que você está sentindo no quadril que está sendo avaliado hoje. Para cada situação, marque a resposta que reflete com maior precisão os sintomas experimentados nas últimas 48 horas.

Quanta dificuldade você tem com:

1 - Travamento ou bloqueio no seu quadril?
4 = Nenhuma
3 = Leve
2 = Moderada
1 = Forte
0 = Muito forte

2 - O seu quadril saindo do lugar?
4 = Nenhuma
3 = Leve
2 = Moderada
1 = Forte
0 = Muito forte

3 - Rigidez no seu quadril?
4 = Nenhuma
3 = Leve
2 = Moderada
1 = Forte
0 = Muito forte

4 - Diminuição do movimento no seu quadril?
4 = Nenhuma
3 = Leve
2 = Moderada
1 = Forte
0 = Muito forte

As cinco questões a seguir avaliam a sua condição física. Para cada uma destas atividades, marque a resposta que reflete com maior precisão as dificuldades que você experimentou nas últimas 48 horas, por causa do seu quadril.

Qual é o grau da dificuldade que você tem:

1 - Descendo escadas?
4 = Nenhuma
3 = Leve
2 = Moderada
1 = Forte
0 = Muito forte

2 - Subindo escadas?
4 = Nenhuma
3 = Leve
2 = Moderada
1 = Forte
0 = Muito forte

3 - Levantando-se de uma cadeira?
4 = Nenhuma
3 = Leve
2 = Moderada
1 = Forte
0 = Muito forte

4 - Colocando as meias / meias-calça?
4 = Nenhuma
3 = Leve
2 = Moderada
1 = Forte
0 = Muito forte

15 - Levantando da cama?
4 = Nenhuma
3 = Leve
2 = Moderada
1 = Forte
0 = Muito forte

As seis questões a seguir avaliam sua capacidade de participar de certos tipos de atividades. Para cada uma das seguintes atividades, marque a resposta que reflete com maior precisão, a dificuldade que você experimentou no último mês por causa da dor no seu quadril. Se você não participou de um determinado tipo de atividade, imagine quanta dificuldade o seu quadril poderia causar se você tivesse realizado aquela atividade.

Quanta dificuldade seu quadril causa quando você participa de:

1 - Esportes de alta intensidade (por exemplo, futebol, basquete, tênis e exercício aeróbico)?
4 = Nenhuma
3 = Leve
2 = Moderada
1 = Forte
0 = Muito forte

2 - Esportes de baixa intensidade (por exemplo, golfe e boliche)?
4 = Nenhuma
3 = Leve

2 = Moderada
1 = Forte
0 = Muito forte

3 - Corrida (como exercício)?
4 = Nenhuma
3 = Leve
2 = Moderada
1 = Forte
0 = Muito forte

4 - Caminhada (como exercício)?
4 = Nenhuma
3 = Leve
2 = Moderada
1 = Forte
0 = Muito forte

5 - Tarefas domésticas pesadas (por exemplo, mover móveis, fazer faxina, lavar roupa no tanque)?
4 = Nenhuma
3 = Leve
2 = Moderada
1 = Forte
0 = Muito forte

6 - Tarefas domésticas leves (por exemplo, cozinhar, tirar poeira, lavar roupa na máquina)?
4 = Nenhuma
3 = Leve
2 = Moderada
1 = Forte
0 = Muito forte

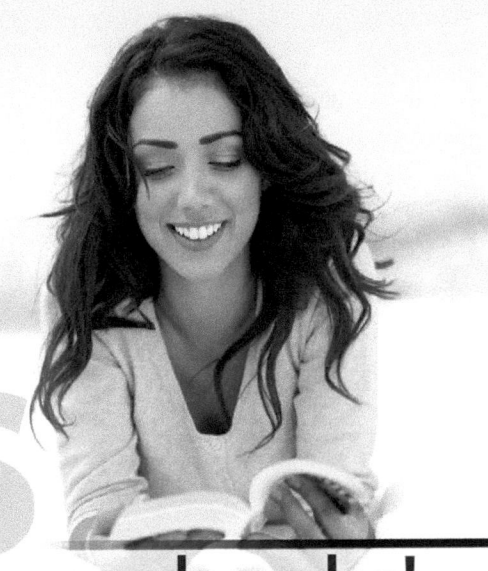
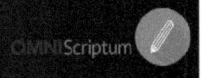

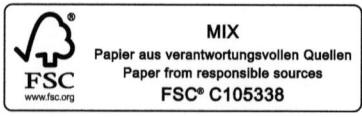

Printed by Books on Demand GmbH, Norderstedt / Germany